DES PNEUMONIES

DANS LES

OPÉRATIONS D'EXTIRPATION DU SEIN

PAR

M. KADDOUR BEN MOHAMED (Félix),

Docteur en médecine de la Faculté de Paris,
Lauréat de la Faculté libre de Médecine de Lille (1883),
Ex-Médecin interne de l'hôpital Saint-Louis (Tunis 1884-85),
Ancien médecin sanitaire du Lazaret des Zembres (Tunisie 1885-86),
Membre correspondant de la Société Anatomo-clinique de Lille.

LILLE
IMPRIMERIE L. DANEL.
1888.

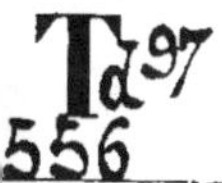

DES PNEUMONIES

DANS LES

OPÉRATIONS D'EXTIRPATION DU SEIN

PAR

M. KADDOUR BEN MOHAMED (Félix),

Docteur en médecine de la Faculté de Paris,
Lauréat de la Faculté libre de Médecine de Lille 1883
Ex-Médecin interne de l'hôpital Saint-Louis (Tunis 1884-85
Ancien médecin sanitaire du Lazaret des Zembres (Tunisie 1885-86).
Membre correspondant de la Société Anatomo-clinique de Lille.

LILLE
IMPRIMERIE L. DANEL.
1888.

A son Éminence

LE CARDINAL LAVIGERIE,

Archevêque d'Alger et de Carthage

Primat d'Afrique.

Humble hommage de reconnaissance.

A mon cher Parrain le R. PÈRE LOUAIL,
Missionnaire d'Afrique d'Alger,
Provincial de France et de Belgique.

———

Au R. P. Félix CHARMETANT,
Directeur général de l'Œuvre des Écoles d'Orient,
Chevalier de l'Ordre de la Légion d'honneur,
Officier d'Académie.

———

A Monsieur le Professeur DURET,
MON MAITRE EN CHIRURGIE.

———

A TOUS MES AUTRES MAITRES.

———

A mon Président de Thèse,
Monsieur le Professeur LANNELONGUE.

INTRODUCTION.

En parcourant le chapitre des complications des opérations pratiquées sur le sein, nous avons été frappé du silence des auteurs sur les *Pneumonies* dans ces mêmes opérations. .

Sur les sages conseils de notre savant maître en chirurgie, M. le professeur Duret, nous avons pris cette question comme sujet de thèse.

Notre travail comprend cinq chapitres.

Dans le premier nous faisons, avec l'historique, un rapide exposé de la question ;

Le chapitre II°, sans contredit un des plus longs et des plus intéressants, contient l'étiologie ;

Le chapitre III° comprend l'anatomie pathologique ;

Dans le chapitre IV° nous passons rapidement en revue les signes et la classification de ces *Pneumonies* ; le diagnostic vient immédiatement après ;

Notre V[e] et dernier chapitre embrasse le traitement avec le pronostic, suivis de nos observations et de nos conclusions pratiques.

Nous tenons à remercier publiquement notre maître en chirurgie, M. le professeur Duret ; par ses conseils et ses lumières, il nous a rendu notre tâche facile.

Nous remercions également le grand chirurgien de la Faculté de Paris, M. le professeur Verneuil, non seulement de ses doctrines professées et écrites magistralement, doctrines qui nous ont été d'un précieux secours dans la rédaction de ce travail ; mais nous le remercions surtout de l'intérêt qu'il nous a montré et des encouragements qu'il nous a prodigués.

M. le professeur Lannelongue a bien voulu nous faire l'honneur de présider notre thèse inaugurale, nous le prions d'agréer, avec nos sincères remerciements. l'expression de notre gratitude.

CHAPITRE PREMIER.

Historique et Exposé.

Les pneumonies consécutives aux extirpations du sein
n'ont jamais été, à notre connaissance, l'objet d'un travail spécial ; tous les auteurs ont indiqué la fréquence et
la gravité de l'Erysipèle dans ces sortes d'opérations ;
ils ont également signalé, à la suite des mêmes opérations, les Pleurésies avec ou sans épanchement.

Les Pneumonies, au contraire, n'ont jamais attiré leur
attention. Nous avons cru faire œuvre utile en comblant
cette fâcheuse lacune ; notre tâche est lourde, car ce
n'est pas avec notre jeune expérience et nos quelques
documents que nous pourrons élucider à fond une question aussi vaste qu'inconnue. C'est déjà un point capital
que de signaler cet oubli immérité ; ceux qui nous liront
et nous-même nous nous ferons un devoir de continuer

plus tard les recherches qui pourront jeter un jour nouveau sur cette question intéressante à tous les points de vue.

Quoi de plus commun, en effet, que les Extirpations du sein ; c'est la pratique, pour ainsi dire, journalière de la chirurgie hospitalière et privée, mais aussi quoi de plus grave et de plus redoutable, que ces complications terribles, intéressant les organes vitaux par excellence.

Velpeau, dans son traité pratique des maladies du sein, s'exprime de la façon suivante, à propos des dangers de l'opération :

« L'extirpation des tumeurs du sein n'est pas très
» dangereuse par elle même ; quelques chirurgiens, les
» médecins, les gens du monde surtout confondent à ce
» sujet les dangers de la maladie avec les *dangers de*
» *l'opération*.

» Sans avoir la gravité, sans exposer à tous les dan-
» gers que les gens du monde et beaucoup de médecins
» lui attribuent, l'ablation des *cancers du sein* n'en doit
» pas moins, je le répète, être rangée le plus souvent
» parmi les opérations sérieuses de la chirurgie. »

Paul Broca, dès 1850, dans un mémoire remarquable, décrivait en maître consommé, les Pleurésies consécutives aux opérations pratiquées sur le sein.

« J'ai vu, dit-il, pendant la durée de mon internat, suc-
» comber dix malades à la suite d'ablation du sein. Sur
» ces dix malades j'ai constaté cinq fois une pleurésie
» plus ou moins aiguë. »

C'est un tribut mortel par trop cher, tout le monde en conviendra avec nous ; mais que dira-t-on si, parmi nos observations, nous ajoutions presque autant de décès de Pneumonie, de Pleuro-Pneumonie et de Broncho-Pneumonie ; nous ferons remarquer que nos observations ont été péniblement glanées indifféremment dans les principaux recueils de médecine , et cela sans parti-pris ; loin de nous la pensée de venir jeter le trouble dans la conscience des chirurgiens soucieux de leur honneur et de l'intérêt de leurs malades : notre but unique est d'étudier simplement cette nouvelle question.

Comme on le voit, la moindre opération pratiquée sur le sein peut être suivie des plus terribles conséquences, en raison de la délicatesse de ces opérations, de la richesse vasculaire de la région, des liens nombreux de communication entre les vaisseaux de la paroi et les organes thoraciques, enfin et surtout en raison du voisinage de la susceptibilité spéciale de ces mêmes organes.

Avant d'aller plus loin, quelques notions sur les différents manuels opératoires ne seront pas de trop.

Velpeau, dont la compétence en la matière en a fait une autorité sans réplique, nous dit, dans son excellent Traité pratique des maladies du sein :

« Les incisions ne peuvent pas être disposées de la
» même façon dans tous les cas...... A moins d'indica-
» tions spéciales, il faut s'en tenir à l'incision simple, soit
» droite, soit courbe, ou bien à l'incision elliptique : à
» l'incision simple, s'il est possible, s'il convient de con-
» server la totalité des téguments ; à l'incision elliptique
» toutes les fois que, pour une raison quelconque, on
» veut enlever une portion plus ou moins étendue de la
» peau en même temps que la tumeur. »

En général, les anciens chirurgiens faisaient des incisions moins étendues, et par là même, les voies d'entrée aux germes et aux autres causes d'irritation étaient moindres ; quant à la réunion par première intention, les uns, comme Sabatier (1832), ne font nullement mention de sutures; d'autres, comme Boyer et Velpeau 1839), laissent le chirurgien libre de tenter ou de ne pas tenter cette même réunion ; tous pourtant sont unanimes d'enlever les ganglions dégénérés.

Les pansements étaient loin d'offrir toutes les garanties antiseptiques modernes , c'est peut-être là la principale raison qui nous explique la réunion de leurs plaies par seconde intention.

Aujourd'hui. on n'hésite pas à énucléer les ganglions sus-claviculaires atteints de dégénérescence cancéreuse : les incisions sont également en rapport avec les dimensions de la tumeur. mais elles sont beaucoup plus étendues que celles des anciens chirurgiens ; on enlève ainsi le sein plus largement et on cure l'aisselle : par le fait même les portes sont plus largement ouvertes aux germes et aux refroidissements, seulement l'antisepsie est plus complète et plus assurée, grâce aux pansements listériens.

Pour la réunion par première intention, les opinions sont partagées suivant les cas , suivant les auteurs. Sans entrer dans de plus amples détails, nous pouvons pourtant affirmer que la majorité des chirurgiens cherchent à obtenir la réunion par première intention.

Les chirurgiens anciens parlent des phénomènes congestifs pulmonaires qui nous occupent, à titre de complications secondaires de généralisation , ou mieux et plus souvent, à titre de signes ultimes de cachexie cancéreuse.

Boyer, dans son Traité des maladies chirurgicales , article CANCER et SQUIRRHE, après une longue énumération de tous les signes de généralisation, ajoute : « l'affection » du système lymphatique s'étend de proche en proche » et jusque dans les cavités intérieures, comme par

» exemple : la difficulté de respirer, la toux et les dou-
» leurs derrière le sternum, accidents qui accompagnent
» le *cancer du sein*. »

On peut rapporter ces signes aussi bien à la pleurésie
qu'à la pneumonie : plus loin, les mêmes symptômes sont
mentionnés comme signes ultimes de cachexie cancéreuse :

« Une toux sèche et fréquente, l'oppression et la
» difficulté de respirer. »

Broca, ainsi que nous l'avons vu plus haut, dès 1850,
décrivait les pleurésies consécutives aux opérations pratiquées sur le sein : la *pneumonie* éveille à peine l'attention du célèbre chirurgien.

Jamain (1858), dans son traité de pathologie et clinique
chirurgicale, donne comme complications des opérations
du sein, la pleurésie avec ou sans épanchement :

« Les extirpations du sein sont quelquefois suivies de
» pleurésies, d'épanchements dans le thorax. »

Par ce qui précède, on peut aisément constater un
silence complet sur la *pneumonie*.

Nos recherches dans les auteurs modernes n'ont guère
été plus fructueuses.

Dans le dictionnaire de Dechambre, article CARCINOSE,
il est fait mention de la congestion pulmonaire :

« Vers l'appareil respiratoire, des signes de congestion
» pulmonaire ou de pleurésie avec épanchement, la
» dyspnée, l'orthopnée. »

Dans la carcinose miliaire, par suite de la généralisation
des nodules cancéreux aux organes thoraciques, on a
également signalé des :

« Signes de congestion pulmonaire, d'épanchement
» pleural ».

Le Nouveau Dictionnaire pratique de médecine et de chirurgie est complétement muet à cet égard.

Les auteurs classiques modernes ne font nulle part mention du sujet intéressant qui nous occupe.

Follin et Duplay le passent sous silence : Nélaton ne donne guère plus de détails ; voici, d'ailleurs, ce qu'il signale comme accidents des opérations pratiquées sur le sein :

« Parmi les accidents qui peuvent survenir à la suite » des extirpations du cancer du sein, il en est quelques- » uns qui appartiennent en propre à cette opération : » ainsi on voit survenir des pleurésies, des épanchements » dans le thorax. »

Billroth pourtant, dans son traité de Pathologie chirurgicale générale (1878), mentionne la Pneumonie. Les malades, dit-il, deviennent de plus en plus faibles, le teint prend une couleur gris jaunâtre terreuse, les mouvements respiratoires deviennent douloureux ; il s'y ajoute une grande sensibilité dans la région du foie.

Les malades tombent dans le marasme, et après des souffrances longues et cruelles, elles succombent enfin à une longue agonie, à moins qu'une *pleurésie* ou une *pneumonie* ne vienne hâter la fin.

Les auteurs de l'Encyclopédie internationale de chirurgie ne donnent aucun détail.

Avant d'aller plus loin, essayons au moins de justifier cet oubli des auteurs.

D'abord, la *pneumonie* est une affection si banale et si commune qu'on y prend à peine garde : deuxièmement, rarement, pour ne pas dire jamais, le chirurgien ausculte un sujet atteint d'une tumeur au sein.

Troisièmement, si une pneumonie survient après l'opération, la présence de la plaie, l'appareil de pansement, souvent la couche d'ouate, font qu'on n'ose pas enlever le pansement et rendent l'auscultation plus difficile : on n'entend pas les bruits respiratoires et leurs modications pathologiques.

Voilà, à notre point de vue, les principales raisons qui ont jeté dans l'oubli une affection ou plutôt une complication aussi rare que redoutable.

Pour terminer ce rapide exposé et ce court historique, nous avons été assez heureux de parcourir les bulletins de la Société anatomique de Paris, les bulletins et mémoires de la Société de chirurgie de Paris : notre labeur a été amplement récompensé par la découverte de sept cas de pneumonie consécutives presque toutes à des opérations pratiquées sur le sein.

Nous avons, en outre. extrait un cas du mémoire de Paul Broca et quatre autres du traité des maladies du sein par Velpeau. Ajoutons, avant de passer outre, que notre savant maître en chirurgie, M. le Professeur Duret, à qui nous devons l'inspiration de notre modeste travail, a eu la bienveillance. non seulement de nous aider et de nous encourager, mais encore de nous permettre de prendre dans son service deux autres cas dont un suivi d'analyse microscopique.

La thèse de notre confrère et ami Thomas (1885 Lille), relate un cas de pneumonie type, consécutif à une ablation du sein, nous n'avons pu résister au désir de le reproduire.

Voillez, qui a bien étudié les états congestifs. les divise et les décrit dans l'ordre suivant :

I. Comme état pathologique des maladies ;

II. Comme état concomitant habituel ;

III. Comme complication accidentelle dans leurs cours.

C'est à ce dernier titre que nous étudierons les *Pneumonies* qui surviennent dans les opérations d'extirpation de la mamelle.

Pour nous résumer, nous dirons :

Que les auteurs anciens, à notre sens, semblent avoir méconnu la *pneumonie* consécutive aux extirpations du sein ; les quelques complications respiratoires dont il est fait mention ont été pour eux, et sont pour nous également, des signes ultimes ou de généralisation ou de cachexie cancéreuse.

CHAPITRE II.

Étiologie.

A l'exemple de M. le professeur Jaccoud, à l'article
Pneumonie de son magistral Traité de Pathologie interne
(1883) nous diviserons les causes :

En { causes externes:
    causes internes.

Parmi les causes externes nous rangerons et nous
décrirons successivement :

1° Le Traumatisme ;
2° Le froid ;
3° La propagation inflammatoire ;
4° Les complications inflammatoires ;
5° Les pansements.

Parmi les causes internes :

1° Vieillesse ;
2° Les états constitutionnels ;
3° Les saisons ;
4° Age, constitution.

1° Traumatisme. Le traumatisme soit médiat, c'est-à-dire les violences extérieures qui atteignent le thorax sans léser directement les organes contenus : soit le traumatisme immédiat du poumon.

M. le Professeur Verneuil, dans l'Encyclopédie internationale de chirurgie, s'exprime à cet égard dans les termes suivants :

« Le trauma primitivement favorise l'apparition de
» certaines complications qui siègent dans le foyer trau-
» matique , ou en partent , inflammation limitée ou
» diffuse. »

Donc, tout trauma. primitivement favorise certaines complications du foyer traumatique ; c'est une des causes qui nous aident à expliquer comment une simple extirpation du sein amènera l'éclosion d'une pneumonie seule ou accompagnée d'une bronchite ou d'une pleurésie, suivant que l'inflammation se limite ou bien diffuse.

Plus loin , dans le même ouvrage, le grand chirurgien continue :

« De son côté , le traumatisme peut exercer une
» action évidente sur les états constitutionnels préexis-
» tants ; il peut les appeler au point blessé, les éveiller,
» les réveiller et faire apparaître leurs manifestations
» dans le foyer traumatique lui-même ou dans les régions
» distantes, voire dans l'économie tout entière. »

Un sujet prédisposé aux affections des voies respiratoires, pleurésie, bronchite, pneumonie ou autre, est, après le trauma pathologique, comme après le trauma opératoire, dans les meilleures conditions de receptivité ; nous rapportons plus loin (Obs. VII°, VIII° et IX°) des cas on ne peut plus probants.— Les deux premières étaient deux femmes emphysémateuses qui , après l'opération, contractèrent des *pneumonies* suivies de mort ; la troisième (IVe observation) : Une femme atteinte d'un squirrhe du sein, fit une chute. tomba et se fractura le col du fémur. entra à l'hôpital de la Pitié , contracta une congestion des deux bases. suivie de décès également : à l'autopsie on trouva la cavité articulaire et le col du fémur parsemés de noyaux squirrheux.

M. le professeur Verneuil distingue aux traumas opératoires trois phases : la deuxième seule nous intéresse :
« C'est la phase des lésions viscérales, avec deux variétés
» qu'il importe de distinguer, suivant que les viscères
» sont atteints d'un processus pathologique commun ou
» banal ; *phlogose.* sclérose ou le siège d'un dépôt hété-
» romorphe. » C'est ce qui nous explique pourquoi nous avons, dans tel cas donné, une inflammation. pleurésie. *pneumonie*, etc., et pourquoi dans tel autre, nous aurons une inflammation accompagnée de dépôts hétéro-morphes : telles que pleurésie ou *pneumonie*, suite de généralisation.

2. Le froid est incriminé, à tort ou à raison, dans beaucoup d'autres maladies cet élément joue, dans le cas qui nous occupe : un rôle majeur.

En premier lieu, nous parlerons du froid des salles opératoires, si funeste, si préjudiciable aux opérés en général, mais redoutable particulièrement dans ces opérations délicates ; ce froid agit. ou pour mieux dire impressionne directement les opérées.

Dans les bulletins et mémoires de chirurgie de Paris (année 1885, page 13). M. le professeur Lucas Championnière cite un cas de mort de *pneumonie* d'une femme « opérée de 3e récidive axillaire , pas du sein.
» opération longue dans une salle sans feu. »

Le froid peut, avec les vapeurs chloroformiques, pénétrer dans les bronches. Ces vapeurs elles-mêmes, si le chloroforme n'est pas pur, sont irritantes et peuvent produire la congestion bronchique et *pulmonaire*, comme en font preuve les nombreuses observations relatées dans la thèse d'agrégation (1878 n° 299) de notre savant maître en chirurgie, M. le professeur Duret.

Il est un autre genre de refroidissement non moins dangereux, c'est le refroidissement par perte de calorie ; la région du champ opératoire est mise à découvert et comme le corps est presque toujours plus chaud que le milieu ambiant, il tend, d'après les lois physiques, à équilibrer sa température à celle du milieu où il se trouve et cela à son grand détriment.

N'oublions pas le *refroidissement par lavages avec des eaux froides*, qui agit par contact et par soustraction de calorie ; le transport des malades des salles d'opérations chaudes dans les salles communes froides ou inversement occasionne une autre variété de refroidissement.

Un autre genre de refroidissement, c'est la situation des opérées dans les courants d'air ; si on songe que tous ces genres de refroidissement se répètent, se combinent à chaque nouveau pansement, on concluera volontiers que le froid est une des plus puissantes causes et des plus fréquentes.

Dans quel cas et dans quelles conditions le froid occasionnera-t-il une *pneumonie* ou une pleurésie ?

La question est intéressante, mais les données actuelles de la science ne nous semblent nullement en mesure de déterminer dans quel cas le froid déterminera une pleurésie et dans quel autre une *pneumonie*.

Il y a probablement des conditions en rapport avec

l'intensité du froid, l'âge, la prédisposition et la résistance des opérées et peut-être enfin la présence des micro-organismes.

3. La propagation inflammatoire est considérée, par Paul Broca, comme une des principales causes: elle peut se produire de deux manières :

I. Par propagation directe ou par l'extension pure et simple du foyer primitif.

II. Par le transport ou la migration de matières irritantes inflammatoires, venant soit du foyer, soit de l'extérieur, grâce aux capillaires sanguins et au réseau lymphatique.

A ce propos, voici comment s'exprime l'illustre professeur : « Tout foyer inflammatoire rayonne autour de
» lui avec plus ou moins d'intensité, et ce phénomène
» est tellement constant, que quelques auteurs ont cru
» devoir le placer parmi les caractères locaux de la
» *phlogose*.

» La propagation est donc, pour ainsi dire, un phéno-
» mène normal de l'inflammation ; mais lorsqu'elle
» dépasse certaines limites elle constitue un véritable
» accident, une complication qui peut *devenir très*
» *grave*. »

Dans quelles conditions et sous quelles influences se propagent les inflammations ? Il est évident que les prédispositions, les conditions particulières et personnelles, la constitution médicale du milieu n'y sont pas étrangères, c'est ce qui justifie pleinement cette autre remarque de Broca :

« La propagation de l'inflammation s'opère en vertu de
» dispositions anatomiques déterminées, sous l'influence
» d'un état général tout à fait accidentel. »

4. Les complications inflammatoires ne sont pas indemnes de tout reproche ; avec Broca, nous constaterons que les accidents primitifs immédiats de toute plaie, c'est-à-dire la lymphangite, l'érysipèle, la phlébite sont souvent le point de départ d'accidents plus graves et de complications redoutables.

Broca, sur six observations de pleurésie, en cite cinq dans lesquelles il y eut en même temps un érysipèle autour de la plaie.

Nous pouvons presque reproduire mot pour mot, ce que disait le célèbre Broca à propos de la pleurésie, avec cette différence que nous l'appliquons aux *pneumonies* consécutives aux extirpations du sein.

La majeure partie de nos observations de *pneumonie* ont été accompagnées ou précédées d'un érysipèle. d'une phlébite de l'axillaire ou d'une pleurésie.

Pour nous exprimer plus clairement, nous ajouterons que les deux conditions les plus favorables au développement de l'inflammation pulmonaire , c'est-à-dire , une grande richesse vasculaire et de nombreux liens de communication vasculaire et lymphatique, se trouvent réalisées dans les rapports de la région mammaire avec le creux axillaire et les organes intra-thoraciques.

Ce qui précède est d'une telle portée , que pour ne donner qu'une seule preuve de la vérité de ces principes, nous ferons remarquer que c'est presque toujours du côté de l'opération. et plus tard dans les organes thoraciques correspondant à ce côté lésé, que débuteront et qu'évolueront presque toutes les complications.

5. Des pansements dépend souvent l'issue des opérations. Un pansement long et froid prédisposera à toutes les complications en général ; mais, dans le cas présent, il prédisposera à la *pneumonie.*

Il en est de même des pansements mal faits, trop irritants, ne protégeant pas assez la paroi thoracique contre les germes et l'influence des refroidissements : s'ils sont peu ou mal renouvelés, ces pansements deviennent de véritables foyers de micro-organismes. Il faut donc faire, avec soin, des pansements propres, se servir pour cela de liquides chauds ou tièdes antiseptiques, pour ne pas trop désagréablement impressionner la paroi thoracique et pour éviter l'inoculation de matières septiques ou irritantes ; enfin, il importe de mettre le corps à l'abri des refroidissements par une bonne couche d'ouate propre, placée entre le pansement et les vêtements de l'opérée.

Nous allons maintenant passer aux causes internes : commençons par la vieillesse :

I. Vieillesse. Tout le monde connaît la mauvaise influence d'un âge avancé sur les plus simples et les plus bénignes opérations : cette nocuité, cette mauvaise influence s'accentue davantage encore lorsqu'il s'agit d'opérations pratiquées sur le sein : opérations délicates, toujours longues, pratiquées sur des sujets dont la nutrition est singulièrement ralentie, dont le travail de réparation est toujours long et débilitant.

D'autre part on sait :

1° Que les tumeurs du sein atteignent les femmes surtout vers l'âge de retour, autrement dit entre 45 et 50 ans.

2° Qu'elles sont plus fréquentes chez les personnes qui ont allaité.

Ce sont là tout autant de conditions de vieillesse précoce, dans lesquelles la moindre intervention chirurgicale peut, ou réveiller d'anciennes susceptibilités morbides, ou déterminer une complication rapidement mortelle. par suite de la facilité avec laquelle elle s'accompagne presque toujours de phénomènes adynamiques ou ataxiques.

Nous ne pouvons mieux soutenir notre opinion qu'en la renforçant de la parole magistrale de M. le professeur Verneuil :

« D'autres fois le foyer traumatique reste indolent,
» atone et languissant, mais des inflammations internes
» redoutables s'allument : la pneumonie, la néphrite, la
» méningo-encéphalite se déclarent avec le cortège des
» symptômes généraux adynamiques ou ataxiques et la
» mort survient promptement. »

Un peu plus loin, en traitant toujours le même sujet, le savant professeur ajoute :

« Le choc traumatique survient, ébranle l'économie.
» réveille les vieilles susceptibilités morbides, et détruit
» une organisation qui ne se maintenait que par hasard
» en équilibre. »

Résumons-nous en deux propositions :

1° L'intervention chirurgicale chez un sujet avancé en âge peut faire craindre le réveil d'anciennes susceptibilités morbides.

2° Ou bien produit l'apparition d'une inflammation interne. *pneumonie*, etc., accompagnée de signes d'adynamie ou d'ataxie rapidement mortelle.

3° Etats constitutionnels : « En général, dit Velpeau,
» l'opération ne compromet sérieusement la vie, que
» dans le cas où le cancer est très avancé, où il faut
» pénétrer dans le creux axillaire ; dans les cas compli-
» qués, graves par eux-mêmes, en un mot. En d'autres
» termes le danger n'appartient qu'en partie à l'opéra-

» tion : C'est dans la possibilité des récidives ou des
» complications, qu'il existe. »

Les cas compliqués, graves par eux-mêmes, sont en première ligne les *pleurésies* ou *pneumonies antérieures* qui laissent à leur suite, ou un état congestif des poumons, ou des dépôts, ou d'anciennes membranes, qui ne demandent qu'à s'enflammer sous n'importe quelle influence, à la suite de n'importe quelle opération tant soit peu grave : en second rang vient la tuberculose.

M. le professeur Verneuil, dont l'autorité est incontestable dans la matière qui nous occupe, a traité magistralement toutes ces questions dans son article de l'Encyclopédie internationale de chirurgie, à propos de l'influence des états constitutionnels sur les traumatismes ; tout ce que nous allons avancer n'est qu'une copie succincte des doctrines du savant chirurgien.

Tuberculose. Il faut remarquer que la seule présence du tubercule dans un organe quelconque traduisant déjà un état sérieux de l'économie, une forme inquiétante de la scrofule, il faut s'attendre à voir le travail réparateur compromis et la guérison retardée ou indéfiniment ajournée chez les sujets tuberculeux. On ne doit pourtant, conclut M. le professeur Verneuil, accepter ni repousser en bloc toutes les opérations, mais bien les envisager isolément.

Dans notre observation XV, nous rapportons le cas d'une opérée du sein, tuberculeuse avant son opération, elle mourut d'une pneumonie infectieuse, et au sommet droit, nous découvrîmes une petite caverne grosse comme une noisette, cicatrisée, comblée par du tissu fibreux adhérent à la première côte.

Néphrisme. Nous devons nous borner à dire que la coïncidence d'une blessure pathologique ou opératoire et d'une affection rénale quelque peu profonde, entraine un pronostic très fâcheux.

Nous rapportons plus loin (observ. XIV°) le cas d'une opérée du sein affectée d'une néphrite parenchymateuse, qui contracta à la suite de son opération une congestion pulmonaire suivie de mort.

Nous ne dirons rien des diabétiques et des cardiaques, tout le monde sait que plus les lésions viscérales sont avancées dans ces maladies, plus le pronostic et la terminaison sont funestes et graves.

3. Saisons. Velpeau donne le conseil suivant : « L'opé-
» ration, dit-il, peut être pratiquée à toutes les époques
» de l'année ; seulement, comme elle n'est que rarement
» urgente, il est généralement permis de ne pas y
» recourir en temps d'épidémie, quand les plaies se
» compliquent facilement d'Erysipèle, quand la tempé-
» rature est très chaude ou très froide. »

Les ablations du sein, pratiquées au printemps et en hiver. sont suivies souvent de fluxion pulmonaire, la plupart de nos observations en font foi ; pourquoi et comment ? Nous sommes réellement embarrassés de trouver une raison, une explication sérieuse ou satisfaisante, quant à l'influence du printemps ; pour l'hiver, le refroidissement étant plus facile qu'en aucune autre saison, les fluxions pulmonaires seront en conséquence plus fréquentes.

4. Age, constitution. Nous nous sommes longuement étendu sur les deux sujets : nous ne nous arrêterons donc pas ici une seconde fois. Avant de fermer le chapitre de l'étiologie, nous allons dire quelques mots sur les phénomènes de généralisation cancéreuse, qui déterminent des pneumonies secondaires.

Le cancer peut être déjà propagé au thorax, à la plèvre elle-même au moment de l'opération: on est obligé alors de réséquer une partie de la paroi: quelquefois même on est amené à enlever une côte, ce qui aggrave le danger de pleurésie et de pneumonie.

La généralisation suit la voie lymphatique ou la voie capillaire : il se produit chez le cancéreux ce qui arrive chez les tuberculeux dans le cas de généralisation.

Si nous avons une tuberculose miliaire, nous avons également une carcinose miliaire, et sauf les noyaux des deux entités morbides, différant entre eux par leur structure histologique. les inflammations ultérieures. consécutives à la dissémination de ces nodules. sont aussi graves et entraînent également d'un côté comme de l'autre la mort à brève échéance.

Nous ne voulons pas nous appesantir davantage sur un sujet classique et connu de tout le monde ; ces quelques détails doivent être considérés comme le complément de notre étiologie.

CHAPITRE III.

Anatomie Pathologique.

Nous allons maintenant, fort des connaissances précédentes, aborder l'anatomie pathologique ; nous serons assez bref sur ce sujet.

Quels sont les caractères anatomo-pathologiques spéciaux aux *Pneumonies* consécutives aux opérations du sein ?

1° D'abord elles sont très rarement franches ;

2° En second lieu, presque toujours, elles sont précédées, comme nous l'avons vu plus haut, ou même accompagnées d'un érysipèle, d'une phlébite de l'axillaire, d'une pleurésie sèche ou avec épanchement, d'une bronchite ou enfin de noyaux cancéreux généralisés.

Inutile de nous lancer dans les détails anatomo-pathologiques de chacune de ces lésions qui sont connues de tous et ne méritent pas de nous arrêter ;

3° Troisièmement elle siègent généralement , pour ne pas dire toujours, du côté où siège la tumeur : souvent même dans la paroi thoracique correspondante on trouve des foyers purulents, ainsi que nous le faisons remarquer à l'observation Vᵉ :

4° Leur quatrième caractère n'est pas moins remarquable. ces *pneumonies* mériteraient plutôt le nom de *congestions*: en effet. dans presque toutes les autopsies mentionnées dans nos observations, nous trouvons :

Une congestion plus ou moins intense.

Un œdème diffus très étendu en surface : autre caractère et non des moins signalés, c'est le peu *de noyaux d'hépatisation.*

Broca a rapporté un cas très manifeste de collections purulentes siégeant dans la paroi thoracique, cas où l'on pouvait suivre. sur le cadavre, la marche progressive de l'inflammation. qui de la plaie extérieure, s'était propagée à la paroi et de là jusqu'au poumon correspondant sans respecter la plèvre.

Il n'est pas rare non plus d'observer d'autres lésions reconnaissant pour causes des affections thoraciques antérieures , telles que : Emphysème. tuberculose, etc.

Dans l'observation XVᵉ, nous rapportons le fait assez curieux d'une petite caverne, du volume d'une noisette, siégeant au sommet du poumon droit. complétement cicatrisée par du tissu fibreux adhérent à la première côte.

Nous avons dit plus haut qu'il y avait souvent de la pleurésie avec épanchement.

M. Moutard-Martin, dans sa thèse inaugurale, a attiré

l'attention sur une particularité on ne peut plus utile pour le diagnostic de la nature de la pleurésie : souvent l'épanchement, dans ces cas-là, est hémorrhagique ; partant de là, une simple ponction peut quelquefois assurer un diagnostic incertain.

Notons, à titre de simples renseignements, que dans deux de nos observations, XIV° et XV°, l'analyse microscopique révéla la présence de micro-organismes.

CHAPITRE IV.

Symptomatologie. — Diagnostic.

Ce chapitre fixera notre attention d'une manière toute
spéciale : ce sont en effet les signes physiques et rationnels
que nous allons essayer d'esquisser, qui feront recon
naître et classer l'espèce nosologique qui nous occupe ;
en un mot, grâce à ces signes, la *pneumonie* consécutive
aux extirpations du sein, prendra rang à côté de la
Pleurésie et de l'Erysipèle, dans le chapitre des complications des tumeurs du sein.

Règle générale, dans toute opération du sein, lorsque
la température monte. que l'état général inspire de l'in
quiétude, que l'état de la plaie pathologique ou opératoire
ne peut rendre compte de cette ascension, il faut craindre
une complication thoracique.

Dans notre XVe observation, l'opérée commença par
avoir 38° ; puis brusquement, le quatrième jour, la température alla jusqu'au chiffre énorme de 41°. La plaie ne

rendant pas compte de cette ascension, M. le professeur Duret, en auscultant la poitrine, constata l'existence d'une pneumonie double infectieuse qui, trois jours après, enlevait la malade.

Les principaux signes qui feront reconnaître cette terrible complication, sont :

1° Une matité et un souffle *moindres* que dans la pneumonie franche et fibrineuse ;

2° Des signes de *congestion* et d'*œdème diffus* et même étendus, accompagnés rarement de foyers isolés, de râles crépitants, mais *presque toujours de râles sous-crépitants disséminés*.

3° Souvent ces *pneumonies* sont précédées ou accompagnées d'érysipèle ou d'une pleurésie.

Nous devons pourtant ouvrir une large parenthèse pour certaines de ces pneumonies qui, en général, prennent un **caractère** *malin et infectieux*, contrairement à celles secondaires que nous pourrons appeler :

Pneumonies secondaires d'origine septicémique ; celles-ci, tardives et connues de tout le monde, ne méritent nullement notre attention dans ce travail.

Pour revenir à ces pneumonies infectieuses, assez mal connues et encore incomplètement étudiées, en raison même de la rapidité de leur évolution, nous pouvons les signaler de la manière suivante :

1° Elles sont souvent *épidémiques*, suivent de près les opérations, témoin nos observations XIV° et XV° :

2° De bonne heure elles s'accompagnent de signes d'ataxie et d'adynamie ;

3° Elles n'ont pas de localisation précise, elles affectent la forme diffuse.

Tels sont, en résumé, les symptômes qui, dans la majorité des cas, révèlent la présence de ces redoutables complications presque toujours suivies de mort.

D'autres formes peuvent pourtant se rencontrer.

La *forme franche* a été notée quatre fois dans nos observations (Ire, VIIe, Xe, XIe).

La Xe seule fut suivie de guérison avec la VIIe: cette dernière succombait quelques jours plus tard à une affection bronchique antérieure ; dans les quatre cas, la lésion pulmonaire fut diagnostiquée du vivant des opérées; dans trois seulement l'autopsie vint confirmer le diagnostic.

Une deuxième forme beaucoup plus fréquente, c'est la *forme congestive* ; elle *prédomine* dans nos observations, nous pouvons même dire que c'est la forme la plus ordinaire (obs. VIIIe, IXe et XIIIe) : nous ne fatiguerons pas nos lecteurs par la description fastidieuse des signes de la congestion.

Ce sont des choses élémentaires et trop connues : nous avons seulement tenu à noter leur présence dans les extirpations du sein.

Une troisième forme, dont M. Terrier a communiqué deux cas à la Société de chirurgie de Paris (1887 Bulletins et Mémoires de la Société de chirurgie de Paris. Février n° 1, page 74).

« Deux malades opérées du sein sont mortes de
» *broncho-pneumonie*, l'une très rapidement, l'autre
» tardivement, alors que la réunion par première inten-
» tion était parfaite. »

Cette forme est assez grave puisque, des deux opérées dont nous parlons, aucune n'échappa à l'issue funeste.

Une quatrième forme, c'est la *pleuro-pneumonie* très fréquente dans nos observations (IIe, IIIe, IVe, VIe et VIIe). D'abord la température monte, rarement le sujet se plaint de point de côté ou accuse des douleurs pongitives; puis vient la toux; et enfin, si on ausculte la poitrine, on constate tous les signes confirmés : râles sous-crépitants, matité, souffle, égophonie.

Avant d'aller plus loin, qu'on nous permette de dire quelques mots de la forme suppurée, purulente, diffuse. Malgré nos recherches nous n'avons pu découvrir un seul cas de cette forme, cela prouve-t-il la rareté ou l'absence de cette forme dans le cas d'extirpation du sein? Nous ne savons réellement rien sur ce sujet, peut-être n'est-elle pas rare dans l'état ataxo-adynamique. Il en est de même et de la forme chronique et de la forme gangréneuse; aussi, sans nous y arrêter plus longtemps, nous passons aux autres signes de ces *pneumonies*.

La fièvre, dans ces pneumonies, ne présente aucune particularité digne d'attention ; une seule fois nous avons observé le degré 41° chez la femme qui fait l'objet de l'observation XVe. N'oublions pas pourtant de dire que le chiffre 39° et 40° ne sont pas rares dans ces *pneumonies*.

La toux est quelquefois intense et intolérable, suivie ou non du rejet de crachats sanguinolents (observation V[e]). D'autres fois l'expectoration, sans avoir la coloration typique et particulière de la pneumonie franche, présente cependant quelques analogies ; ainsi dans l'observation XVe, les crachats étaient visqueux et collants, mais n'avaient pas la teinte de jus de pruneaux.

En général, dans nos observations, l'expectoration a fait défaut ou n'a pas été notée.

Le point de côté, qui accompagne les affections thoraciques, fait presque toujours défaut ou du moins n'est pas signalé par les malades à l'attention du chirurgien : cela se conçoit. le traumatisme opératoire seul fixe leur attention.

La dyspnée est un des *signes les plus manifestes* et un *des meilleurs* ; rarement il a fait défaut dans nos observations: une remarque digne d'attention, la dyspnée, dans l'observation VIIIᵉ, coïncidait avec des accès d'oppression et de véritables pneumorrhagies ; il faut ajouter que les poumons étaient le siège d'une *infiltration cancéreuse* secondaire.

Lorsqu'à tous ces signes se joint l'aspect coloré du visage et un sentiment de gène et de malaise inexprimable, nous aurons la symptomatologie complète des formes de pneumonies consécutives aux extirpations du sein.

DIAGNOSTIC. Il découle de toutes les données précédentes ; inutile de rappeler encore une fois des détails donnés plus haut. Voici comment débutent généralement ces *pneumonies :*

Les opérées deviennent inquiètes, tristes ; leurs figures sont empreintes d'un sentiment de gène vague : rarement elles se plaignent de point de côté. Elles dorment peu, ne toussent pas franchement comme les *pneumoniques :* elles ne crachent presque jamais.

Cependant la fièvre s'allume, graduellement le thermomètre atteint les chiffres de 38°, 39° et souvent 40°, une seule fois nous avons noté 41°.

La percussion révèle une submatité diffuse, et l'auscultation des râles sous-crépitants disséminés et non localisés en foyer.

La pneumonie lobaire franche, au contraire, a un début bruyant. Un frisson unique, accompagné quelquefois de céphalalgie, de courbature, de vomissement : un point de côté, une dyspnée très accusée, une toux sèche et quinteuse d'abord, plus tard expectoration typique.

A la percussion : submatité nette, et à l'auscultation : râles crépitants en foyer au niveau de la région envahie; la température ne dépasse guère 40" et ce chiffre est atteint rapidement.

Le diagnostic devient plus délicat lorsqu'il s'agit de la *pleurésie* avec épanchement, parce que la *pleurésie* accompagne parfois la *pneumonie* ; plus souvent encore elle apparaît à la suite des opérations pratiquées sur le sein.

Dans la pleurésie, la température est moins élevée ; la douleur de côté est pongitive ; à la percussion la matité est nette et assez limitée, à l'auscultation on perçoit souvent l'*égophonie*.

Nous ne ferons que mentionner : l'absence ou la diminution des vibrations thoraciques, la déformation du thorax quand l'épanchement est considérable.

Dans la *fièvre traumatique*, dans le choc *traumatique*, on peut également observer de la dyspnée.

On ne confondra pas cette dyspnée d'origine traumatique avec la dyspnée déterminée par une forme quelconque des pneumonies décrites plus haut. L'origine, la percussion, l'auscultation et la température seront de bons guides.

Dans la *fièvre traumatique* pure, exempte de toute complication, inflammatoire ou diathésique, la dyspnée est moindre, la fièvre moins élevée.

L'absence de point de côté et à la percussion et à

l'auscultation, l'absence de modification pathologique des bruits respiratoires, lèveront tous les doutes.

Dans le choc traumatique, intéressant le thorax : le point de côté est net et bien localisé : si les organes intrathoraciques sont indemnes, l'examen n'y découvrira aucun signe pathologique.

Nous ne cesserons d'appeler l'attention des chirurgiens sur la nécessité d'ausculter la poitrine avant et après l'opération.

Si l'érysipèle et la pleurésie sont frequents, la pneumonie ne l'est guère moins, c'est notre conviction.

En résumé, quand une opérée du sein présente une température élevée, accompagnée de toux et de gêne respiratoire, sans que la plaie puisse rendre compte de cette ascension, en auscultant la poitrine, neuf fois sur dix, pour ne pas dire toujours, on sera en présence d'une des formes de *pneumonie* décrites plus haut : alors seulement on pourra poser un diagnostic sûr et on évitera bien des méprises, souvent redoutables comme conséquences, particulièrement chez les sujets antérieurement affectés de maladies thoraciques.

Donc, étant donné le cas d'une extirpation du sein : si l'opérée a une température élevée, de la gêne respiratoire, une toux sans caractères définis, ces signes se trouvant réunis chez une malade prédisposée aux maladies des voies respiratoires, on peut, sans grand risque de se tromper, ausculter la poitrine et mettre le doigt sur le mal.

Ici s'arrête notre quatrième chapitre : nous allons aborder notre cinquième et dernier chapitre, qui sera assez bref.

CHAPITRE V.

—

Pronostic. — Traitement.

« Toutes choses égales, dit Velpeau, l'amputation est
» plus grave que l'extirpation, et ne doit être préférée
» que quand il est impossible de faire autrement »

A en juger par les observations recueillies dans la
littérature médicale, au nombre de quinze détaillées, et
trois simplement mentionnées, le pronostic de ces
Pneumonies est toujours grave pour ne pas dire mortel.

Le pronostic devient d'autant plus grave et plus sérieux
que le champ opératoire est plus vaste, que l'opération
intéresse de larges surfaces ; en un mot, plus on pénètre
loin dans le creux axillaire, plus on enlève de tissus, plus
on doit craindre les complications pulmonaires, Velpeau
nous l'enseigne.

La Pneumonie qui évolue après une opération pratiquée
sur le sein. est un sombre voile qui, s'il n'abrite pas la
mort. cache un orage terrible ; il semble que ce soit la
dernière lutte, c'est ce qui nous explique ces tempéra-

tures tantôt élevées , tantôt nulles , car l'organisme fatigué, épuisé. se laisse vaincre sans résistance et mourir sans réaction.

Pour nous, une complication pulmonaire survenant à la suite d'une ablation du sein. est une complication ultime et par là même souvent mortelle ; il faut faire pourtant quelques restrictions, mais si minimes, si limitées, qu'elles atténuent à peine l'issue fatale de ces maladies.

Lorsque les malades sont jeunes, bien portantes, sans antécédents héréditaires, personnels et surtout sans affections thoraciques antérieures, que leur organisme puisse faire, en un mot. les frais de la nouvelle maladie, on peut espérer la guérison : mais, nous le répétons à dessein, ces cas sont rares.

Traitement. — Pendant l'opération, on aura soin de ne pas trop découvrir la malade: au besoin, si la saison est froide, on mettra de la ouate par couches ou des flanelles sur le ventre et sur le côté opposé.

On se gardera bien d'opérer dans une chambre ou dans une salle exposées aux courants d'air : même il serait prudent de n'opérer que dans des salles chauffées convenablement.

Ces conseils ne sont pas inutiles, car deux de nos observations. celle communiquée par M. Lucas-Championnière à la Société de chirurgie de Paris, et celle extraite de la thèse de notre confrère et ami le docteur Thomas. prouvent la nécessité de ces conseils.

Après l'opération, on ne fera pas coucher la malade au voisinage d'une fenêtre mal jointe ou d'une porte qui laisse passer l'air; on prendra également les mêmes precautions de prudence dans le transport des opérées.

Pour les pansements, on emploiera des liquides antiseptiques chauds.

Si, malgré toutes ces précautions, une pneumonie se
déclare, on se comportera comme s'il ne s'agissait que
d'une pneumonie ordinaire : suivant les cas, on adminis-
trera les révulsifs ou bien les toniques et les récon-
fortants.

Dans le cas de pleuro-*pneumonie*, un vésicatoire et
une potion de Todd kermétisée suffiront : si la malade
accuse de l'insomnie on y joindra une pilule d'extrait
thébaïque pour le soir ; on se comportera de la même
manière dans la broncho-pneumonie.

Dans les pneumonies graves infectieuses, sans négliger
les pansements qu'on fera avec plus de soin et plus d'as-
siduité, on donnera à hautes doses les toniques, tels que
thé, café, malaga, etc., pour soutenir l'organisme et l'aider à prendre le dessus.

Sans nous appesantir davantage sur ce sujet, nous nous
résumerons en quelques lignes :

1° Le pronostic doit toujours être réservé. Il est toujours grave et même mortel dans la majorité des cas.

2° Le traitement doit correspondre aux indications
causales ; mais que le chirurgien ausculte souvent ses
opérées et le traitement sera conséquent avec les résul-
tats acquis par l'examen.

Maintenant que nous avons fini l'exposé didactique
complet de la question, nous allons laisser la parole aux
faits malheureusement peu nombreux ; quoique rares,
ils seront plus éloquents et attireront certainement
l'attention sur une question nouvelle et assez mal
connue.

Observation 1. — 1846.

La nommée X........., âgée de 42 ans, femme de peine, portait depuis deux ans une tumeur (squirrhe lardacé) dont l'origine ou plutôt la cause ne put être déterminée par la malade.

Velpeau procéda à l'extirpation de la tumeur. Comme complications, la malade eut d'abord un érysipèle, puis une *pneumonie*, accompagnée de délire violent, fièvre intense, carphologie, le pouls petit et serré.

L'opérée succomba le neuvième jour après l'opération ; elle n'avait pas séjourné plus de seize jours à l'hôpital.

Observation II. — 1849.

La nommée C........., âgée de 42 ans, marchande, portait au sein gauche une tumeur (squirrhe ulcéré) ; faute d'autres détails, nous ne faisons que relever les observations.

Velpeau procéda à l'extirpation de la tumeur ; seize jours après l'opération, l'opérée contractait une *pleuro-pneumonie* suivie d'une *péritonite* rapidement mortelle. (Voir Velpeau, *Traité des maladies du sein*, page 654).

Observation III. — 1853.

La nommée X........., blanchisseuse, âgée de 59 ans, portait depuis trois ans une tumeur (squirrhe ulcéré, avec de nombreuses plaques disséminées dans tout le sein droit.

Velpeau traite cette tumeur par un caustique à base de zinc.

La patiente contracta une *pleuro-pneumonie*, suivie de mort, au bout de 73 jours de séjour et de traitement.

Velpeau dit pourtant que la malade mourut, la tumeur étant en bonne voie de guérison.

———

Observation IV. — 1853.

La nommée H........, âgée de 47 ans, n'ayant jamais eu d'enfants, et sans causes appréciables, entra pour une tumeur du sein droit (hypertrophie squirrheuse), ayant été opérée 3 fois. Le 3 mars 1853, Velpeau procéda à l'extirpation du sein.

Le 12 mars, repullulation des noyaux cancéreux,—quelques jours après l'opérée contractait une *pleuro-pneumonie* suivie d'une issue funeste. (Voir Velpeau, *Traité des maladies du sein*, pages 661-672.)

———

Observation V. — 1848. — *Hypertrophie mammaire du sein droit.— Extirpation. — Erysipèle. — Pleurésie. — Pneumonie.*

(Archives générales de médecine, année 1850, 396.*)*

La nommée Clémence Michel, âgée de 49 ans, brodeuse de sa profession, entra à l'Hôtel-Dieu le 17 mai 1848, dans le service de Blandin.

Antécédents héréditaires et personnels nuls; au sein droit, tumeur datant d'un an, de la grosseur d'une petite noix; pas d'engorgement axillaire.

Le 19 mai, extirpation. A l'œil nu et au microscope la tumeur présentait tous les caractères de l'hypertrophie mammaire.

Le 24, fièvre intense, nausées, frissons, mauvais aspect de la plaie, face congestionnée, respiration fréquente.

Le 26 mai, érysipèle du tronc, fièvre intense, toux, dyspnée augmentaient, la malade n'avait pas la force de cracher; à l'auscultation : râles sibilants et renflants dans toute l'étendue des deux poumons.

Le 27, toux fréquente, douloureuse, sèche, l'érysipèle s'étend à tout le dos : à la percussion un peu de matité à la base du poumon droit : soirée agitée. toux plus fréquente, plus douloureuse. expectoration de crachats sanglants. Décès.

Autopsie : nombreux foyers de suppuration de la paroi ; sous le grand pectoral, collection purulente du volume d'un œuf de pigeon ; adhérences pleurales droites, un peu de sérosité citrine.

Poumon droit très congestionné.

· La pneumonie, que Paul Broca passait sous silence, a revêtu ici la forme infectieuse. Son éclosion rapide, le délire, la fièvre intense, les crachats très sanglants, les douleurs et la toux intolérables, tout faisait prévoir l'issue funeste qui ne tarda pas à arriver et dont l'autopsie confirma la triste vérité.

Cependant. comme nous le dit Paul Broca lui-même, l'opération paraissait des plus simples, la tumeur grosse comme un œuf de pigeon , l'absence d'engorgement ganglionnaire, la petite incision insignifiante en apparence , tout enfin faisait espérer une guérison rapide et assurée.

La pneumonie a été précédée par une érysipèle et une pleurésie avec épanchement du côté droit, pour nous c'est une éclatante preuve de la propagation inflammatoire de la paroi jusqu'aux organes thoraciques.

(Voir *Archives générales de médecine*, année 1850, volume 22, page 396. série 4°).

OBSERVATION **VI. 1874.** — *Squirrhe atrophique du sein gauche.— Généralisation. — Pleuro-Pneumonie.*

X..., âgée de 62 ans, entra dans le service de M. Bourdon, hôpital de la Charité, salle Saint-Basile n° 6, le 16 avril.

Etat général mauvais, pâleur, maigreur extrême, cachexie prononcée. Soif et polyurie accusées. Il y a quinze ans, cette femme eut une profonde brûlure au sein gauche.

Un médecin, à plusieurs reprises, trouva du sucre dans les urines ; il y a trois mois elle contracta une pleurésie subaiguë à gauche, avec épanchement ; l'augmentation de ce dernier nécessita son entrée à l'hôpital.

Oppression notable, expectoration presque nulle, pas de fièvre, sucre dans les urines, œdème des membres inférieurs.

23 avril. Malade très oppressée, très abattue, râles nombreux dans le poumon droit. Le soir rhonchus humides dans toute la poitrine, dyspnée intense, mort.

Autopsie : Plèvre droite libre, mais le poumon est très fortement congestionné et œdémateux. A gauche, la plèvre occupée par des noyaux squirrheux et une sérosité citrine. Le poumon est ratatiné et refoulé vers le hile.

Comme on le voit et ainsi que le fait judicieusement remarquer M. Hutinel, la pleurésie du côté gauche a eu pour point de départ des noyaux squirrheux secondaires ; mais la pneumonie, ou plus exactement la congestion intense avec œdème du poumon droit, à quoi était-elle due ?

Les causes du cas présent sont complexes : d'abord l'âge avancé de la malade, son triste état général compliqué d'un diabète sucré et d'un squirrhe atrophique du sein gauche, ne nous permettent pas d'arriver à une conclusion nette et précise.

Dans tous les cas, nous avons cru intéressant de rapporter et

de signaler l'évolution de cette pneumonie chez une femme
diabétique et porteur d'un squirrhe du sein gauche.

Voir *Bulletin de la Société anatomique de Paris*, 1874.
page 383).

Observation communiquée par M. Hutinel. interne.

OBSERVATION VII. — 1875. — *Ablation du sein
par la ligature élastique.*

La femme X........ entra le 13 décembre 1874, à l'infir-
merie de la Salpêtrière, porteur d'une tumeur (cysto-sarcome)
du sein gauche, datant de quatre ans.

Comme autres signes on notait des douleurs intolérables,
une insomnie prononcée, un amaigrissement profond et un
emphysème très accusé.

Les calmants n'ayant pu la soulager, M. le docteur Perier se
décida, sur les instances de la malade, à enlever la tumeur au
moyen de la ligature élastique.

Le 24 décembre on procéda à l'opération.

Le 25 décembre la température arrivait à 38°, les douleurs
devenaient de plus en plus intolérables.

Le 26 décembre, les douleurs cessaient. mais la température
restait à 38°, matin et soir.

Le 27 au soir, elle atteignait 39°, il y avait du délire, une
dyspnée intense, une toux fréquente; dans la fosse sous-épineuse
gauche on entendait des râles sous-crépitants.

M. le docteur Perier attribuait ces accidents au froid rigoureux de la saison, la malade se découvrant toujours.

Le 28 la température descendait à 38°6, on entendait du
souffle à la place où la veille on entendait des râles sous-crépitants. Vésicatoire volant, toniques.

Depuis, l'amélioration s'accentua rapidement ; la guérison était complète au bout d'une quinzaine de jours.

Vers la fin de février, la malade contractait un érysipèle de la face et une *bronchite* intense ; elle succombait le 6 mars 1876, 67 jours après son entrée et quinze jours après sa guérison.

Autopsie : Poumons présentaient des lésions inflammatoires, ajoutées à un emphysème considérable.

L'auteur fait la remarque suivante :

La fièvre et le délire observés les premiers jours étaient dus à un point *pneumonique*, n'ayant rien de commun avec ce qui se passait du côté du sein.

A notre tour, nous ferons observer :

1° L'apparition de la *pneumonie* au bout de trois jours, dans une opération, simple en apparence ;

2° Cette pneumonie siégeait à gauche, du côté où se portait l'intervention chirurgicale ;

3° Avec M. le docteur Perier, nous l'attribuons au froid rigoureux de la saison ; mais n'oublions pas que cette femme était emphysémateuse, autrement dit, prédisposée aux complications thoraciques. (Voir *Bulletins et Mémoires de la Société d. Chirurgie*, 1875, tome I, page 329.)

Observation VIII. — 1878.

Ernestine B......, âgée de 36 ans, polisseuse, entra le 6 avril dans le service de M. le professeur Verneuil.

Cette femme portait une tumeur au sein gauche, dont le développement coïncidait avec sa grossesse ; après l'accouchement, la tumeur resta stationnaire ; mais depuis, les ganglions axillaires se sont engorgés, ainsi que les ganglions sous-pectoraux.

12 avril, extirpation assez pénible, hémorrhagie veineuse, ligature double de la veine axillaire. Le soir de l'opération, hémorrhagie assez abondante ; à partir du 13 avril, la température restait à 38° matin et soir.

18, température élevée, oppression, toux sèche, râles sibilants et ronflants, et quelques râles muqueux à la base droite. M. le professeur Verneuil crut à la *congestion pulmonaire* surajoutée à de l'emphysème préexistant. Potion de Todd.

21, nouvel accès d'oppression, mêmes signes du côté du poumon ; la température atteint le chiffre de 40°.

Le 24, au soir, nouvel accès de suffocation.

25, température 39°5, accès d'oppression, perte de connaissance, hémorrhagie secondaire artérielle, mort.

Autopsie. Léger épanchement pleural, vieilles adhérences; surface du poumon irrégulière, infiltration cancéreuse, emphysème sur le bord antérieur, congestion pulmonaire accentuée surtout à droite.

C'est un cas caractéristique de pleurésie et de congestion pulmonaire par suite de généralisation des noyaux cancéreux aux organes thoraciques; dans ces cas la mort est rapide. Ainsi voilà une femme âgée de 36 ans, elle est opérée le 6 avril et dix-neuf jours après elle meurt.

Quelle influence le trauma peut-il avoir sur les sujets prédisposés aux affections thoraciques. En nous appuyant sur la doctrine de M. le professeur Verneuil, nous avons démontré plus haut que le trauma chez les gens prédisposés a sur les conséquences éloignées et rapprochées de l'opération un rôle funeste.

(Voir *Bulletin de la Société Anatomique de Paris*. 1878, page 245. Observation communiquée par M. Leclerc, interne.)

Observation IX. — *Squirrhe du sein gauche.*
Congestion des deux bases.

La nommée Belmont, Caroline, âgée de 69 ans, entrait le 22 mars, salle Lisfranc n° 3, dans le service de M. le professeur Verneuil, hôpital de la Pitié.

Depuis deux ans cette femme portait au sein gauche une tumeur qu'elle disait être consécutive à un traumatisme ; mais elle entrait surtout pour une fracture du col du fémur. Les jours suivants elle accusa de la dyspnée, et à l'auscultation on entendait quelques râles à la base du poumon droit. — Potion kermétisée 0,25.

La dyspnée augmente, les râles firent place à du souffle ; le 8 avril la mort arriva.

Autopsie : Mamelle gauche et grand pectoral envahis par un squirrhe très net.

Poumons très congestionnés principalement aux deux bases, sans trace de pneumonie ni de noyaux cancéreux secondaires.

La congestion des deux bases a été ici la goutte qui a fait déborder le vase. Mais nous voulons surtout faire remarquer, dans cette observation, la curieuse évolution de la congestion pulmonaire, à la suite d'un traumatisme portant son action directe loin du centre.

Ce qu'il y a encore de plus intéressant, c'est que les noyaux cancéreux ont envahi la cavité du cotyle et le col fémoral.

En deux propositions, nous pouvons résumer l'influence du trauma, en nous rappelant les principes de M. le professeur Verneuil ·

1° Dans le cas présent, le traumatisme a réveillé localement (col du fémur) la maladie qui infectait l'organisme ; autrement dit l'apparition, dans la cavité du cotyle et sur le col fémoral, des noyaux cancéreux.

2° Au loin ou pour mieux dire comme influence éloignée, le trauma a favorisé, sinon déterminé, l'évolution d'une congestion pulmon ᵇ⁾⁾

Une dernière remarque : il y aurait un très curieux parallèle à établir entre le trauma opératoire et le trauma accidentel.

(Voir *Bulletin de la Société Anatomique de Paris*. Année 1883, page 321. Observation communiquée par Tuffier, interne.)

OBSERVATION X. 1886. — *Cancer du sein. — Pneumonie. — Guérison.*

La nommée Amélie B., âgée de 38 ans, entrait le 13 juillet salle Lisfranc n° 1, hôpital de la Pitié, service de M. le professeur Verneuil.

Cette femme, depuis un an, portait une tumeur au sein gauche ; le point de départ, au dire de la malade, aurait été un traumatisme.

20 juillet, amputation de la mamelle gauche, tumeur très volumineuse.

Du 20 au 29, la température oscillait entre 38° et 39°, plaie enflammée douloureuse ; le 29 état général bon, température entre 37° et 38°.

Le 8 août, le thermomètre marquait 38°4 et le 10 août la température arrivait à 40°. Dyspnée, céphalalgie, douleurs dans le côté gauche. A l'auscultation : râles sous-crépitants, léger souffle dans le même côté. On diagnostiqua une pneumonie.

Le 16 août, la malade sortait de l'hôpital complètement guérie.

L'observation est assez convaincante par elle-même, aussi nous garderons-nous bien de lui enlever de sa valeur par n'importe quelle remarque ; on peut pourtant observer ici que l'expectoration n'est nullement mentionnée.

(Voir *Thèse*, Paris, 1885-86, Isnard.)

Observation XI. 1885.

La nommée Mélanie, âgée de 63 ans, entrait à l'hôpital Sainte-Eugénie, salle Saint-Augustin, le 19 septembre 1881, dans le service de M. le professeur A. Faucon.

Cette femme, depuis 3 mois 1/2, portait au sein gauche une tumeur accompagnée de l'engorgement des ganglions axillaires.

22 septembre, amputation de la mamelle gauche au thermocautère, curage de l'aisselle; rien de spécial à noter jusqu'au 28 septembre, la plaie avait un bel aspect mais l'état général devient inquiétant, le soir la température montait à 39°.

29, grand abattement; en auscultant la malade on découvrit un foyer de râles crépitants dans le poumon gauche, étant donné la température élevée et le grand abattement on diagnostiqua une *Pneumonie*, contractée sans doute pendant un pansement; la température des salles ne dépassait pas, depuis plusieurs jours, le degré 13° centigrade. La malade succomba dans la nuit du 2 au 3 octobre.

Faute de détails sur l'autopsie, nous avons le grand regret de ne pouvoir donner de plus amples renseignements. Le froid des salles et des pansements a été justement incriminé comme causes.

(Voir *Thèse* de Lille, 1885, Thomas.)

Observation XII. 1886. — Hôpital de la Pitié, service de M. le professeur Verneuil.

Une femme jeune, grande, bien portante en apparence, opérée une première fois incomplètement, voyait quelques mois après sa tumeur récidiver, les ganglions axillaires étaient engorgés. Ablation totale de la mamelle avec une large surface de la peau.

Dès le deuxième jour de l'opération, la température se maintenait élevée, la plaie était soignée aisément. Dix jours après l'opération : plaie rose, sans rougeur, bon aspect : mais la température se maintint toujours élevée; toux sèche vers la base du poumon gauche (la tumeur siégeait à droite). M. le professeur Verneuil constatait l'existence ou plutôt, tous les signes, d'une *pleuro-pneumonie* avec submatité, souffle et gros râles ; c'est ce qui rendit compte de la température élevée qui se maintenait depuis l'opération entre 39° et 40°. Purgatif salin, vesicatoire volant.

M. le professeur Verneuil ajoutait devant son auditoire : « Si » donc nous ne sommes pas en présence d'une pneumonie infec- » tieuse, nous espérons que la malade guérira. Néanmoins nous » ne pouvons nous défendre d'une certaine inquiétude en raison » de l'état actuel, dix jours après l'opération, et nous nous » demandons s'il n'y a pas déjà quelques noyaux secondaires qui » auraient été le point de départ de cette pleuro-pneumonie. »

Nous ne pouvons rien ajouter, le savant professeur nous dispense de toute réflexion. Nous avons cru intéressant de citer ce passage de la clinique de M. le professeur Verneuil, pour notre propre instruction et pour corroborer nos idées en les appuyant de l'exemple et de l'autorité du grand chirurgien français.

(Voir *Gazette des Hôpitaux* 1886, page 1218.)

OBSERVATION XIII. 1887. — *Squirrhe rameux du sein.*

La nommée Rosine, âgée de 60 ans, porteur d'une tumeur du sein droit datant des premiers jours de novembre 1886, entre le 13 janvier 1887, à l'hôpital de la Charité de Lille, service de M. le professeur Duret.

L'ablation du sein droit est pratiquée le 18 janvier, on a été obligé de ligaturer la veine axillaire.

Le 2 février, la température était le matin à 37° C., le soir elle montait à 38°; œdème du membre inférieur droit et du creux ı xillaire correspondant.

Aux deux bases on entendait des râles crépitants de *conges-on*, la malade ne tarda pas à succomber à un érysipèle généralisé.

La malade étant réclamée, à notre grand regret, l'autopsie ne put être pratiquée.

Nous n'ajouterons pas grand chose à cette observation, les râles de congestion des deux bases plaident suffisamment la cause des phénomènes congestifs thoraciques, consécutifs aux opérations du sein, pour que nous nous contentions simplement de signaler ce fait sans grand commentaire.

(Voir *Journal des Sciences Médicales de Lille*, 1887, mai.)

OBSERVATION XIV. — 1887. — *Amputation totale de la mamelle.*

C.. , âgée de 48 ans, femme de ménage, entre à l'hôpital de la Charité, le 7 décembre 1886, dans le service de M. le professeur Trélat.

Cette femme est porteur d'une tumeur du sein gauche, de la grosseur d'une mandarine, dure, douloureuse, accompagnée d'une légère tuméfaction des ganglions situés le long du bord inférieur du muscle grand pectoral; la malade est bien portante, embonpoint, aucune tare organique.

Le 12 décembre, en sortant du bain, elle fit un faux pas, tomba sur le côté gauche, se fractura la 12ᵉ côte; 3 semaines après, teint jaunâtre, appétit moins bon.

Le 7 janvier, M. Trélat pratiqua l'ablation totale du sein gauche et du tissu cellulaire de l'aisselle jusque sous le grand pectoral.

Le 8 janvier, nuit agitée, tristesse, plaintes continuelles ; température : matin 37°8, soir 39°6.

Le 9 janvier, nuit mauvaise, douleurs continues au niveau de la plaie, grande faiblesse, respiration fréquente, anxieuse, *signes de congestion pulmonaire peu étendue vers les bases*, température : matin 38°, soir 38°8.

Potion stimulante additionnée d'oxymel scillitique.

Le 11 janvier, la *congestion pulmomaire* a disparu. La malade contracta une néphrite parenchymateuse qui l'enleva le 23 janvier, quinze jours après l'opération.

Autopsie: poumons très emphysémateux pigmentés, présentent une très légère congestion des deux bases ; sont partout de consistance égale ; des sections multipliées et très rapprochées n'y découvrent aucun noyau néoplasique.

Reins congestionnés, rate volumineuse, molle, très pigmentée; *la pulpe* est diffluente.

L'analyse microscopique du liquide écoulé de la plaie dénote :

Une grande quantité de globules rouges.

De nombreux diplocoques, puis des monocoques moins nombreux.

L'inflammation, au lieu de se limiter, s'est généralisée, ainsi que le prouvent les signes cliniques renforcés par la constatation des lésions anatomo-pathologiques des poumons, des reins, de la rate, etc.

 Voir *Revue de chirurgie*, 1887, n° 8, 10 août, page 613.)

Observation relatée par M. Barette, chef de clinique.

OBSERVATION **XV**. — *Squirrhe en masse du sein. — Ablation — Pneumonie double infectieuse. — Mort.* MM. SÉNAME et KADOUR (1).

La nommée Adèle X..., femme de peine, âgée de 44 ans, entre à l'hôpital de la Charité, le 18 mai 1887, pour une tumeur du sein gauche (service du professeur Duret).

Interrogée sur ses antécédents de famille, cette femme dit que sa mère est morte subitement il y a quelques années, que son père, plus que septuagénaire, n'est atteint d'aucune affection, et que ses frères et sœurs, au nombre de six, jouissent tous d'une bonne santé. Quant à ses grands-parents, deux ont succombé à la vieillesse, les autres ne sont pas arrivés à sa connaissance.

Pour elle, atteinte d'une fièvre typhoïde à l'âge de 29 ans, elle n'aurait jamais eu d'autre maladie grave. Cependant, elle présente actuellement, aux deux mains, des traces d'un eczéma chronique qui, à son dire, date d'une quinzaine d'années.

Cette femme n'a jamais allaité, n'ayant eu qu'un enfant mort après quelques jours d'existence. De plus, elle n'aurait jamais constaté d'éruption quelconque de la région mammaire.

Dans les premiers jours de janvier 1887, cette femme remarqua au sein gauche un noyau dur, de la grosseur d'un œuf de pigeon, et son attention fut attirée quelques jours plus tard par de légères douleurs, comme des piqûres d'épingle. Mais tout cela était relativement si bénin, dit-elle, qu'elle ne crut point nécessaire d'aller voir un médecin. La tumeur grossissait petit à petit, et au mois de mars, elle avait atteint la grosseur d'un œuf de poule, en même temps qu'une adénite axillaire était survenue.

---

(1) Communication à la *Société Anatomo-Clinique de Lille.*

Plus tard, au commencement d'avril, quelques gouttes d'un liquide séro-sanguinolent coulaient par le mamelon et tachaient la flanelle qui enveloppait la glande mammaire. A cette époque, la malade remarqua une légère ulcération de la glande avec érythème de la peau.

Vers la fin d'avril, la tumeur avait un volume assez considérable et le paquet ganglionnaire gênait à tel point les mouvements du bras, qu'elle cessa de travailler et consulta un médecin. Sur les conseils de ce dernier, elle sollicita son entrée à l'hôpital pour subir l'opération qui était nécessaire. Actuellement la malade présente un facies terreux, quelque peu livide. L'appétit est conservé et la digestion est facile ; en somme, la santé générale est satisfaisante.

A l'examen du sein malade, on constate que la glande est considérablement augmentée de volume ; elle n'est point déformée et offre l'aspect d'une masse dure et érectile.

Le mamelon est rétracté et déprimé. A sa partie interne, la peau est rouge et ulcérée sur une petite surface.

A la palpation, on sent une tumeur qui a envahi toute la glande ou plutôt qui la remplace, tumeur dure, presque ligneuse et nettement circonscrite. La base, d'environ 10 centimètres de diamètre, est mobile sur les téguments, si ce n'est vers la partie supérieure où elle paraît légèrement adhérente. Elle est fixée à la peau dans une certaine étendue (environ 4 centimètres) ; là s'est produite l'ulcération.

Cette tumeur est le siège de quelques douleurs lancinantes et spontanées, mais très supportables. A la pression, elle est peu sensible.

A la partie inférieure du creux axillaire, les ganglions sont pris en masse et forment un gros paquet qui tombe sous la peau.

Le 23 mai, M. le Dr Voituriez, en présence du professeur Duret, procède à l'ablation du cancer du sein et à l'extirpation des ganglions axillaires.

La malade étant chloroformée, le chirurgien circonscrit la

tumeur par deux incisions qui forment un ouverture elliptique ,
à grand diamètre transversal, ouverture circonvenant complètement la glande mammaire.

L'incision en raquette est prolongée en dehors jusqu'au creux
de l'aisselle , tout le long du bord inférieur du grand pectoral.
Cela fait , il détache au bistouri toute la glande , empiétant
même sur les tissus sains pour ne rien laisser du néoplasme ,
et la rejette au dehors où elle reste fixée par un pédicule.

L'hémostase est faite ; quelques artérioles sont liées au catgut.
La glande mammaire enlevée et le creux axillaire ouvert,
l'opérateur met de côté le bistouri et procède au curage de
l'aisselle. A l'aide des doigts et de la spatule , il dégage la
masse ganglionnaire formée par les ganglions entourant les
veines scapulaires inférieures. Ce sont les plus superficiels ,
ceux qui siègent au niveau du bord inférieur du grand pectoral
et ceux qui occupent le bord antérieur du grand dorsal qui sont
surtout atteints.

Plusieurs ganglions , situés plus profondément derrière le
grand pectoral , forcent le chirurgien à reprendre le bistouri
et à sectionner en partie les deux muscles qui forment la paroi
antérieure du creux de l'aisselle. Cette section partielle donne
libre jeu aux doigts , qui vont presque arracher un ganglion
induré , situé au-dessus de la clavicule.

Quelques ganglions malades entourent la thoracique longue,
près de la veine axiliaire, et sont enlevés aussi.

Ce curage de l'aisselle occasionne une hémorrhagie assez
abondante et l'hémostase se fait difficilement. Quelques artérioles sont liées au catgut. Les veinules afférentes des ganglions
lymphatiques s'ouvrent encore , et l'explication de cet écoule-
ment sanguin tenace doit être cherché dans l'absence de valvules
aux veinules sus-indiquées.

On achève la toilette du creux de l'aisselle par un lavage au
sublimé. On suture au catgut les deux muscles sectionnés ,
et après avoir fait une contre-ouverture à la partie la plus

déclive du creux axillaire et y avoir placé un gros drain , on rapproche les lèvres de l'incision cutanée que l'on suture avec du crin de Florence.

A la partie interne , là où siégeait la tumeur , les lèvres de la plaie n'ont pas été rapprochées ni suturées sur une étendue de 4 centimètres.

On saupoudre le tout d'iodoforme et l'on recouvre la plaie d'un pansement de Lister, maintenu par un bandage approprié

24 mai.— La malade a passé une bonne nuit ; elle ne souffre point. La température axillaire s'élève à 38"3. Le pansement souillé de sang est renouvelé. La plaie n'a pas mauvais aspect.

25. — La température s'élève à 38"3 , la malade n'accuse aucune douleur.

26 mai.—Le thermomètre marquait hier soir 39°4. et monte ce matin à 40"3, ce qui fait craindre quelque complication. La langue est fortement saburrale. On enlève le pansement. On constate un peu de rougeur de la peau , une légère tension et de la douleur à la pression au niveau de la paroi antérieure du creux de l'aisselle. Tous les points de suture sont enlevés , et la plaie est plus largement ouverte. L'odeur est forte et fétide. Après avoir placé un deuxième drain , on pousse une injection au sublimé et l'on fait une pulvérisation d'acide phénique , qui sera renouvelée plusieurs fois pendant la journée. —Pansement à plat et simple bandage de corps.

Comme l'état de la plaie n'explique point cette hyperthermie considérable , on examine la poitrine.

A l'auscultation , on trouve un foyer de râles crépitants à la base du poumon gauche. Il existe dans les deux poumons des râles de bronchite. La malade n'a pas eu de douleur pongitive, mais la respiration est légèrement dyspnéique et les crachats , sans être caractéristiques de la pneumonie, sont pourtant visqueux et adhérents. Il est plus que probable que l'on a affaire à une pneumonie infectieuse. M. Duret prescrit une potion de Todd kermétisée et un gramme de calomel à prendre pendant la journée par paquet de 0 gr. 25.

27 mai. — La température s'est maintenue élevée : **39°9**, hier soir ; **40°4**, ce matin. L'état général est misérable. L'abattement est complet. La respiration est fortement gênée. A l'auscultation, on constate que la pneumonie a gagné le poumon droit, car on y trouve un vaste foyer de râles crépitants.

28 mai. — Le thermomètre marquait **41°** hier soir, et l'opérée a succombé dans la nuit, emportée par la pneumonie infectieuse double dont elle était atteinte.

Autopsie. — L'autopsie ne put être faite complètement à cause du refus des parents et on dut se borner à l'examen des organes thoraciques.

Du côté gauche, épanchement pleural peu abondant ; tout le poumon gauche est œdématié et garde l'empreinte du doigt, qui s'y enfonce. Le lobe inférieur est engoué, d'une coloration rouge vif, mais il crépite encore et un fragment jeté dans l'eau surnage. Au sommet du poumon droit, petite caverne grosse comme une noix, cicatrisée.

L'examen microscopique fait avec le liquide provenant du suc obtenu par grattage d'un morceau pris au centre du parenchyme, et traité par les réactifs usuels, fait reconnaître la présence d'une quantité énorme de micrococques, les uns isolés, d'autres agminés sous forme d'amas irréguliers. Indépendamment de ces micrococques très petits, on en remarque quelquesuns plus gros, entourés d'une aréole claire, et rappelant tout à fait l'aspect des pneumocoques.

Un fragment, jeté immédiatement dans l'alcool, a été remis à M. le D' Toison pour l'examen histologique.

Le cœur est mou et rempli de caillots cruoriques ; pas de lésions valvulaires, mais la fibre cardiaque est dégénérée, graisseuse et de couleur feuille morte.

La paroi du ventricule droit est d'une extrême minceur.

L'examen des autres organes n'a pu être fait.

CONCLUSIONS.

1° Les extirpations du sein pour tumeurs cancéreuses sont parfois suivies de *Phlegmosies thoraciques*, en particulier de *Pneumonies*. On a déjà appelé l'attention sur les Pleurésies : mais on n'a pas étudié jusqu'à présent la *Pneumonie*, qui peut survenir seule et pour des causes différentes de celles qui produisent la Pleurésie.

2° Ce sont les larges opérations, celles qui découvrent sur une grande surface la paroi thoracique, qui s'accompagnent de résection de la paroi, des côtes ou d'une partie de la plèvre qui donnent lieu le plus ordinairement à ces complications graves ; souvent aussi l'exposition des malades au froid pendant l'opération, les lavages faits avec des eaux froides, l'absence de précaution, favorisent l'apparition des pneumonies.

Un état inflammatoire antérieur de la plèvre ou du poumon y prédispose évidemment : le choc traumatique réveille l'inflammation antérieure, et quelquefois la *Pneumonie* est le résultat de la propagation d'une inflammation qui vient compliquer la plaie opératoire, telles que Erysipèle, Phlegmon, Phlébite, etc.

Il y a encore des Pneumonies septiques infectieuses.

3° Les formes ordinaires de ces *Pneumonies* ne sont

pas celles de la Pneumonie fibrineuse, ce sont plutôt des *Pneumonies* à forme congestive, qui sont mal localisées, diffuses : elles s'accompagnent d'un état œdémateux du poumon et contiennent rarement des masses ou des noyaux fibrineux, quelquefois il existe des infiltrations troubles ou purulentes dans le parenchyme pulmonaire, rarement de véritables collections ou abcès.

4° Il importe, pour faire le diagnostic de ces Pneumonies, d'*ausculter avec soin* les malades, dès qu'on observe dans les jours qui suivent l'opération : une température élevée, 39°, 40°, 41°, de la fièvre, des pommettes colorées, de la *gêne respiratoire*, et que rien du côté de la plaie ne vienne expliquer ces accidents ; à l'auscultation des râles le plus souvent sous-crépitants, des râles sibilants, ronflants, rarement crépitants, on découvrira l'une ou l'autre des formes que nous avons décrites.

5° Le pronostic est grave, ordinairement la marche est rapide. Le traitement consiste en révulsifs ou hyposthénisants, ou en médicaments toniques suivant, les cas.

INDEX BIBLIOGRAPHIQUE

BOYER. — *Traité des Maladies chirurgicales*, tome II, page 715, tome V, page 580.

BROCA. — *Thèse de Paris*, 1850.

Archives générales de Médecine, 4ᵉ série, t. 22, p. 385.

Bulletin de la Société anatomique de Paris, année 1874 page 385, année 1878 page 245, année 1883 page 325.

Revue de Médecine, 1884, page 397.

NÉLATON. — *Pathologie externe*, tome V, année 1882, page 165.

Encyclopédie internationale de chirurgie, tome I, page 133.

Dictionnaire Dechambre, année 1871, tome XII, page 400, tome IV, série 2, page 414.

JAMAIN. — *Traité de pathologie externe*, tome II, page 189, année 1858.

Bulletins et Mémoires de la Société de Chirurgie, année 1875, tome I, p. 330; année 1885, tome II, p. 13.

Revue de Chirurgie, 7ᵉ année, n° 8, 10 août 1887, page 613.

Gazette des Hôpitaux, année 1886, page 1218.

THOMAS. — *Thèse de Lille*, 1884, page 61.

* 9 7 8 2 3 2 9 6 8 3 5 3 9 *